BEI GRIN MACHT SICH IHR WISSEN BEZAHLT

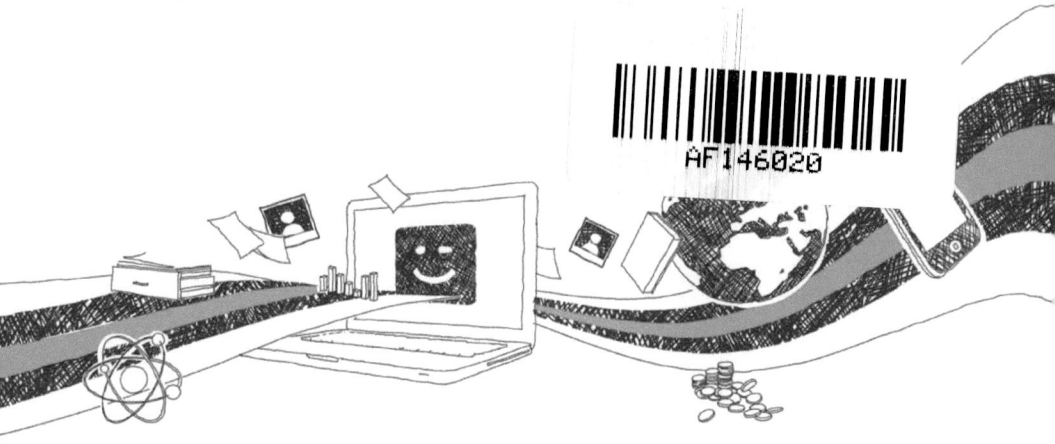

- Wir veröffentlichen Ihre Hausarbeit,
  Bachelor- und Masterarbeit

- Ihr eigenes eBook und Buch -
  weltweit in allen wichtigen Shops

- Verdienen Sie an jedem Verkauf

Jetzt bei www.GRIN.com hochladen
und kostenlos publizieren

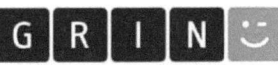

Bibliografische Information der Deutschen Nationalbibliothek:

Die Deutsche Bibliothek verzeichnet diese Publikation in der Deutschen National-
bibliografie; detaillierte bibliografische Daten sind im Internet über http://dnb.d-
nb.de/ abrufbar.

Impressum:

Copyright © 2019 GRIN Verlag
Druck und Bindung: Books on Demand GmbH, Norderstedt Germany
ISBN: 9783668953307

Dieses Buch bei GRIN:

https://www.grin.com/document/471262

Daniela Kaminski

Häusliche Versorgung demenzerkrankter Personen

Welchen physischen und psychischen Belastungen sind pflegende Angehörige ausgesetzt?

GRIN Verlag

GRIN - Your knowledge has value

Der GRIN Verlag publiziert seit 1998 wissenschaftliche Arbeiten von Studenten, Hochschullehrern und anderen Akademikern als eBook und gedrucktes Buch. Die Verlagswebsite www.grin.com ist die ideale Plattform zur Veröffentlichung von Hausarbeiten, Abschlussarbeiten, wissenschaftlichen Aufsätzen, Dissertationen und Fachbüchern.

Besuchen Sie uns im Internet:

http://www.grin.com/

http://www.facebook.com/grincom

http://www.twitter.com/grin_com

Universität Bielefeld

Fakultät für Gesundheitswissenschaften

Studiengang: Public Health

Grundlagen der Versorgungsforschung/Pflegewissenschaft

Wintersemester 2018/2019

Physische und psychische Belastungen für pflegende Angehörige in der häuslichen Versorgung demenzerkrankter Personen

Daniela Kaminski

Datum der Einreichung: 05.03.2019

Inhaltsverzeichnis

1. Einleitung und Public Health Relevanz

In Deutschland lebten im Jahr 2016 82,5 Millionen Menschen (Statistisches Bundesamt, 2018). Im Jahr 2060 wird voraussichtlich jeder dritte Mensch 65 Jahre und älter sein (33%) (Statistisches Bundesamt, 2015). Durch die demographische Alterung steigt auch die Anzahl älterer Menschen mit alters- und krankheitsbedingten Einschränkungen, welche dauerhaft auf pflegerische Versorgung angewiesen sind. Die Pflege pflegebedürftiger Personen nimmt daher einen wichtigen Teil der gesundheitlichen Versorgung ein (Robert Koch-Institut, 2016). Als pflegebedürftig nach §14 des SGB XI gelten Personen „die gesundheitlich bedingte Beeinträchtigungen der Selbständigkeit oder der Fähigkeiten aufweisen und deshalb der Hilfe durch andere bedürfen. Es muss sich um Personen handeln, die körperliche, kognitive oder psychische Beeinträchtigungen oder gesundheitlich bedingte Belastungen oder Anforderungen nicht selbständig kompensieren oder bewältigen können. Die Pflegebedürftigkeit muss auf Dauer, voraussichtlich für mindestens sechs Monate, und mit mindestens der in § 15 festgelegten Schwere bestehen" (Sozialgesetzbuch XI, §14). Die Schwere der Pflegebedürftigkeit wird von keiner bis zu schwerster Beeinträchtigung kategorisiert und mithilfe einer Punkteskala ermittelt (Sozialgesetzbuch XI, §15).

Aktuell gibt es ca. 3,4 Millionen Pflegebedürftige in Deutschland, ca. 2,6 Millionen davon werden zuhause versorgt und ca. 1,7 Millionen allein durch pflegende Angehörige. Insgesamt sind es somit 76 % der Pflegebedürftigen, die zuhause versorgt werden, 51,7 % davon ohne professionelle Hilfe von außen. Lediglich bei 24 % sind somit keine Angehörigen an der Pflege beteiligt (Statistisches Bundesamt, 2017a). Die Familie gilt als „größter Pflegedienst" in Deutschland (Schneekloth, 2006). Ungefähr drei bis fünf Millionen Privatpersonen sind an der Versorgung zuhause lebender Pflegebedürftiger beteiligt (Lange, 2014).

Zu den Krankheiten, die am stärksten mit einem hohen Lebensalter kollidieren und zu Pflegebedürftigkeit führen, zählt die Demenzerkrankung (Illiger, Walter, Koppelin, 2017). Demenz ist ein globales Problem, denn die Zahl der Demenzerkrankten steigt rapide. Aktuell sind weltweit ca. 50 Millionen Menschen an Demenz erkrankt. Bis 2050 könnten es 152 Millionen Menschen sein. Alle drei Sekunden erkrankt ein Mensch neu an Demenz (Alzheimer Disease International, 2018). In Deutschland leben aktuell 1,7 Millionen Menschen mit Demenz. Bis 2050 könnte die Zahl auf 3 Millionen angestiegen sein. Ca. 30- 60 % der Personen mit Demenz werden zuhause von pflegenden Angehörigen versorgt (Rothgang, Iwansky, Müller, Sauer, Unger, 2010). Die durchschnittliche Krankheitsdauer bei Demenz liegt bei 3 bis 10 Jahren, wodurch die Bedeutung pflegender Angehöriger bei der pflegerischen Versorgung verdeutlicht wird (Voß, 2015). Die Pflege demenzerkrankter Personen gilt jedoch als hochbelastend, stressauslösend und zeitaufwendig (Zentrum für Qualität in der Pflege, 2016). Durch die steigende Zahl demenzerkrankter Personen ist die Gesellschaft daher auch mit einer wachsenden Anzahl stark seelisch, körperlich und finanziell belasteter Angehöriger konfrontiert (Boschert, 2011). Pflegende Angehörige von Demenzerkrankten haben somit ein erhöhtes Risiko, von depressiven Störungen und körperlichen Gesundheitsbeeinträchtigungen betroffen zu sein (Kurz und Wilz, 2011).

In dieser Arbeit wird sich daher mit der Fragestellung beschäftigt „Welchen psychischen und physischen Belastungen sind pflegende Angehörige in der häuslichen Versorgung von demenzerkrankten Personen ausgesetzt und wie können diese minimiert werden?". Ziel der Arbeit ist es herauszufinden welchen Belastungen pflegende Angehörige ausgesetzt sind, welche Rolle eine Demenzerkrankung der zu Pflegenden dabei spielt und welche Interventionsmöglichkeiten es gibt, um diese Belastungen zu minimieren oder sogar zu verhindern. Zur besseren Lesbarkeit wird in dieser Arbeit auf geschlechtsspezifische Formulierungen verzichtet. Sämtliche personenbezogene Bezeichnungen sind als geschlechtsneutral zu verstehen. Zur Übersichtlichkeit wird in einigen Kapitel mit Unterüberschriften gearbeitet, diese werden kursiv dargestellt. Im nachfolgenden Kapitel wird nun zunächst die Krankheit Demenz näher erläutert.

2. Das Krankheitsbild Demenz

Der Begriff Demenz kommt aus dem lateinischen und bedeutet „ohne Geist sein". Er bezieht sich auf eine Reihe von Symptomen, die durch langjährige Schädigung von Hirnzellen, sowie Geweberänderungen im Gehirn auftreten (Steurenthaler, 2013). Laut ICD-10 versteht man unter Demenz „ein Syndrom als Folge einer meist chronischen oder fortschreitenden Krankheit des Gehirns mit Störung vieler höherer kortikaler Funktionen, einschließlich Gedächtnis, Denken, Orientierung, Auffassung, Rechnen, Lernfähigkeit, Sprache und Urteilsvermögen. Das Bewusstsein ist nicht getrübt. Die kognitiven Beeinträchtigungen werden gewöhnlich von Veränderungen der emotionalen Kontrolle, des Sozialverhaltens oder der Motivation begleitet, gelegentlich treten diese auch eher auf. Dieses Syndrom kommt bei Alzheimer-Krankheit, bei zerebrovaskulären Störungen und bei anderen Zustandsbildern vor, die primär oder sekundär das Gehirn betreffen." (Deutsches Institut für Medizinische Dokumentation und Information, 2019). Die Demenz gehört zu den häufigsten, psychiatrischen Erkrankungen des Alters

(Weyerer, 2005). Zwei Drittel der Erkrankten sind 80 Jahre oder älter. Jedes Jahr gibt es 300.000 neuerkrankte Personen. Die Inzidenzrate steigt im Altersverlauf stark an und liegt bei den 65- bis 69-Jährigen bei ca. 0,5 % und bei den 90-Jährigen und Älteren bereits bei 10 % pro Jahr (Bickel, 2010). Grundsätzlich gilt, je früher die Demenz auftritt desto rascher verläuft sie (Kurz, 2013). Die Wahrscheinlichkeit pflegebedürftig zu werden ist bei einer Demenz deutlich höher als bei anderen Erkrankungen (Rothgang et al. 2010).

Symptome der Demenz

Zu den Symptomen zählen der Verlust der Orientierung in Bezug auf Zeit, Ort, Person und Situation. Im Anfangsstadium der Demenz sind auch Depressionen keine Seltenheit. Die Betroffenen nehmen den Verlust ihrer geistigen Fähigkeiten bewusst wahr und finden sich immer schlechter zurecht. Sie können ihren Hobbys nicht mehr nachgehen und immer weniger an Gesprächen und Unterhaltungen teilnehmen. Viele Demenzerkrankte ziehen sich daher zurück, um nicht ständig mit ihrem Unvermögen konfrontiert zu werden. Zusätzlich leiden Demenzerkrankte häufig an Schlafstörungen, durch die sie nachts ruhelos umherwandern oder das Haus verlassen wollen. Grund für die Schlafstörungen sind häufig Störungen im Tag-Nacht-Rhythmus, durch die Demenzerkrankte Tag und Nacht nicht mehr unterscheiden können. Hinzu kommt bei fortschreitender Demenz eine permanente Unruhe mit ziellosem Umherlaufen, Zupfen an der Kleidung, An- und Ausziehen der Kleidung oder der Unfähigkeit, einige Minuten ruhig zu sitzen. Des Weiteren kommt es zu Sinnestäuschungen und Wahnvorstellungen, sodass Personen z.B. des Diebstahls beschuldigt werden, da die Demenzerkrankten Dinge nicht mehr wiederfinden können oder eigentliche vertraute Personen werden weggeschickt, da sie nicht mehr erkannt werden. Es kommt zu einem permanenten Unsicherheitsgefühl, da sich Erinnerungen der Vergangenheit mit der Realität vermischen. Nicht selten kommt es zudem zu Aggressionen bei Demenzerkrankten. Diese sind häufig völlig unkontrolliert und erschweren das Zusammenleben und Betreuen Demenzerkrankter (Steurenthaler, 2013).

Formen von Demenz

Es werden zwei Hauptformen von Demenz unterschieden die primär degenerative Demenz und die sekundäre Demenz. Bei der primär degenerativen Demenz kommt es zum Verlust von Nervenzellen im Gehirn und zu einem schleichenden, geistigen Abbau, dies gilt als führendes Krankheitszeichen. Wie genau es zu dem Abbau von Nervenzellen im Gehirn kommt, ist noch nicht ausreichend erforscht. Die bekannteste Form der degenerativen Demenz ist die Alzheimer-Krankheit, die auf den Neurologen und Psychiater Alois Alzheimer zurückgeht. 70% der Demenzen können dieser Form zugeordnet werden. Bei der sekundären Demenz hingegen liegt ein anderer Krankheitsprozess zugrunde. Der geistige Abbau ist somit die Folge anderer eventuell behandelbarer Erkrankungen. Dazu gehört u.a. die vaskuläre Demenz, bei der es zu einem Verschluss von Blutgefäßen im Gehirn kommt und somit Hirnzellen infolge des Sauerstoffmangels absterben. 20 % der Demenzen entfallen auf diese Form (Steurenthaler, 2013).

Demenzstadien

Die Demenz verläuft in drei Stadien, die sich durch den Schweregrad der Hirnleistungsstörungen und der wachsenden Verhaltensproblematik der Patienten unterscheiden. 15-30 Jahre nach den ersten, nicht bemerkbaren Veränderungen im Gehirn, treten die ersten Symptome der Demenz auf. Ab da dauert es durchschnittlich fünf bis neun Jahre bis zum Tod (Steurenthaler, 2013).

Im *Frühstadium* sind die Symptome meist nur leicht und für Außenstehende kaum erkennbar. Erste Symptome sind das Vergessen, wo vertraute Gegenstände hingelegt wurden oder das Entfallen von Namen. Die Merkfähigkeit der Betroffenen ist eingeschränkt und es kommt zu Wortfindungsstörungen. Das *Stadium 2* entwickelt sich ca. drei Jahre nach Diagnosestellung. Es kommt zu Störungen des logischen Denkens, Planens und Handelns. Komplexe Handlungsabläufe wie das An- und Ausziehen oder die Fähigkeit zu essen gehen verloren. Zusätzlich nimmt die räumliche Desorientierung zu und erstmals können das Umherwandern und die Ruhelosigkeit auftreten. In diesem Stadium können sich Betroffene nicht mehr allein versorgen. In dieser Phase ist der Druck auf pflegende Angehörige aufgrund der körperlichen Einschränkungen und die zunehmenden Störungen des Verhaltens am größten. Nach ungefähr sechs Jahren nach Diagnosestellung befinden sich Betroffene in *Stadium 3* in dem es zu ausgeprägten Beeinträchtigungen aller kognitiver Funktionen kommt. Die Sprache ist reduziert, ältere Erinnerungen können nicht mehr abgerufen werden und einfache Bedürfnisse können nicht mehr artikuliert werden. Die Betroffenen brauchen intensive Unterstützung. (Förstl, Kurz, Hartmann, 2011)

Diagnostik bei Demenz

Zur Feststellung einer Demenz werden meist Kurztests wie der Mini-Mental-Status-Test (MMST) oder der Uhrentest eingesetzt. Diese Tests dienen dazu, bei einem Demenzverdacht den Schweregrad der Erkrankung einzuschätzen. Zusätzlich ist eine gezielte Anamnese mit Befragung der Angehörigen erforderlich. Ebenfalls werden weitere Untersuchungen wie Labordiagnostik, neurologische Testverfahren und bildgebende Verfahren in Betracht gezogen, wenn der Verdacht auf eine Demenz besteht (Deutsche Gesellschaft für Neurologie, 2016). Im nachfolgenden Kapitel werden nun die pflegenden Angehörigen definiert und genauer betrachtet.

3. Pflegende Angehörige

Pflegende Angehörige werden nach dem SGB IX definiert als „Pflegepersonen, die nicht erwerbsmäßig einen Pflegebedürftigen im Sinne des § 14 in seiner häuslichen Umgebung pflegen" (§ 19 SGB IX). Das sind Personen, die entweder in dem Haushalt der zu pflegenden Person leben oder außerhalb des Haushaltes. Meist gibt es eine Hauptpflegeperson, jedoch ist häufig die ganze Familie involviert. Pflegende Angehörige können aber auch Freunde, Nachbarn oder Bekannte sein. Wichtig ist, dass die Unterstützung informell ist, das heißt ohne jegliche Bezahlung (Nowossadeck, Engstler, Klaus, 2016). Pflegende Angehörige durchlaufen dabei eine Art Transition, denn sie passen sich dem Verlauf der Erkrankung eines Familienmitgliedes an. Entweder werden sie plötzlich mit der neuen Aufgabe konfrontiert oder sie wachsen langsam in die neue Verantwortung hinein. Auf jedenfall übernehmen sie eine neue Rolle, die komplexe Aufgaben enthält, mit hoher Verantwortung und ggf. starken Belastungen verbunden ist (McKean Skaff, Pearlin, Mullan, 1996).

Es gibt zwischen 3 und 5 Millionen pflegende Angehörige in Deutschland (Nowossadeck et al. 2016). Ca. fünf bis sechs Prozent der deutschen Bevölkerung im erwerbsfähigen Alter leistet regelmäßig informelle Pflege. Bei den Personen im erwerbsfähigen Alter pflegen Frauen deutlich häufiger und intensiver als Männer (Tesch-Römer und Hagen, 2018). 72 % der informell Pflegenden sind Frauen (Statistisches Bundesamt, 2017b). Frauen übernehmen dabei häufiger die Verantwortung für die Pflege der eigenen Eltern oder Schwiegereltern. Sie sind eher bereit, ihre Erwerbstätigkeit für eine Pflegetätigkeit einzuschränken als Männer. In der Altersgruppe der 55- 64-Jährigen ist die Anzahl der

Pflegenden am höchsten (Tesch-Römer und Hagen, 2018). 39 % der Pflegepersonen im Erwerbsalter pflegen die eigenen Kinder gefolgt von den eigenen Eltern mit 27,5 % und dem Partner mit 26 %. 8 % kümmern sich um Personen außerhalb des engsten Familienkreises. Ca. ein Fünftel der erwerbsfähigen pflegenden Angehörigen lebt mit der zu pflegenden Person in einem Haushalt und übt damit prinzipiell einen 24 Std. Job aus. Die pflegenden Angehörigen, die nicht mit der zu pflegenden Person in einem Haushalt leben, pendeln regelmäßig zwischen dem eigenen Haushalt, dem Pflegehaushalt und der Arbeitsstelle hin und her und müssen somit neben dem Pflegeaufwand noch Pendelzeiten einplanen (Zentrum für Qualität in der Pflege, 2016). Es sind vor allem Personen mit niedrigen Pflegegraden, die zuhause versorgt werden. Bei Pflegegrad 1 sind es 81,4 % der Pflegebedürftigen, die zuhause gepflegt werden bei Pflegegrad 3 nur noch 50,4 % (Tesch-Römer und Hagen, 2018). Auch bei Demenzerkrankten werden ca. 80 % von ihren Angehörigen zuhause gepflegt (Voß, 2015). Familienmitglieder sind die wichtigsten Bezugspersonen für Demenzerkrankte, sodass meistens die Kinder oder Ehepartner die Versorgung übernehmen (Heinrich und Wübker, 2016). Im Anschluss werden nun die Aufgaben pflegender Angehöriger und ihre Bedeutung für die häusliche Versorgung näher betrachtet.

3.1. Aufgaben und Bedeutung pflegender Angehöriger

Aufgaben

Zu den Aufgaben pflegender Angehörige zählen zunächst Pflegeleistungen, wie die Hilfe bei der Körperpflege, Hilfen beim An- und Ausziehen der Kleidung, Hilfen beim Zubereiten und Einnehmen von Mahlzeiten, das Stellen und verabreichen von Medikamenten aber auch aktivierende, rehabilitative Behandlungs- und Hilfemaßnahmen. Zusätzlich kümmern sich pflegende Angehörige häufig um hauswirtschaftliche Tätigkeiten und die Pflege des Gartens und unterstützen die zu Pflegenden bei sozialen Kontakten, geben Zuspruch, Zuwendung und Aufmerksamkeit. Ebenfalls sorgen sie für einen strukturierten Tagesablauf, unterstützen bei kulturellen Aktivitäten und begleiten die Pflegeperson zu Arztbesuchen oder Ämtergängen. Zusammenfassen lassen sich die vielschichtigen Aufgaben pflegender Angehöriger in körperlicher Unterstützung, hauswirtschaftliche Versorgung, Verwaltungsaufgaben, sowie Betreuung und Beaufsichtigung. Es zeigt sich daher die Komplexität der Aufgaben, die übernommen werden müssen. Pflegende Angehörige müssen daher häufig viel Zeit aufwenden und täglich verfügbar sein, um eine umfangreiche Versorgung zu gewährleisten (Schneekloth, 2008).

Bedeutung

Pflegende Angehörige nehmen als „größter ambulanter Pflegedienst der Nation" (Enquete-Kommission des Landtages NRW, 2005, S.103) in der häuslichen Versorgung einen großen Stellenwert ein. Pflegende Angehörige stellen daher eine wertvolle Ressource der Gesundheitsversorgung dar, denn sie gehen für die zu Pflegenden häufig bis zur äußersten Belastungsgrenze (Kroh und Fringer, 2017). Zeman erklärte 2008 dazu „Der Beitrag der Selbsthilfe und informellen Netzwerkunterstützung zur Versorgung alter Menschen übertrifft den des öffentlichen Versorgungssystems rein quantitativ, aber er hat vor allem auch qualitativ für die betroffenen Menschen mehr Gewicht" (Zeman, 2008, S.297). Pflegende Angehörige erbringen den größten Anteil an Versorgungsleistungen im häuslichen Sektor und sind nicht selten primär mit der Organisation häuslicher Versorgungsarrangements beauftragt. Vor allem durch den hohen Betreuungsbedarf insbesondere bei der Versorgung von demenzerkrankten Personen stellen sie eine wichtige Ressource dar. Ohne die Hilfe pflegender Angehöriger wäre vor allem die Versorgung von Menschen mit Demenz in Deutschland kaum möglich (Rothgang et al., 2010). Nur das Aufrechterhalten familiärer Ressourcen kann den Einzug in ein Pflegeheim vermeiden oder zeitlich hinauszögern (Schwarz, 2012). Durch pflegende Angehörige wird somit nicht nur die Lebensqualität der Familienmitglieder verbessert, sondern auch die Gesellschaft von den Kosten für professionelle Pflege entlastet (Nowossadeck et al., 2016). Im nun folgenden Abschnitt werden die Motive pflegender Angehörige erläutert.

3.2. Motive pflegender Angehöriger

Pflegende Angehörige entscheiden sich meistens nicht bewusst für die Übernahme der Pflege. Sie wachsen meist einfach in die Aufgabe hinein und sehen es als selbstverständlich an, sich um ihre Familie zu kümmern. Laut Huub Buijssen (1997) gibt es drei verschiedene Kategorien, nach denen sich die Motive einteilen lassen. *Positive Gründe* für die Pflegeübernahme sind das Gefühl von Liebe und Zuneigung gegenüber des zu Pflegenden. Gleichzeitig gibt es das Bedürfnis, etwas zurückgeben zu wollen und ein bestehendes Pflichtgefühl. Ebenfalls kann die Pflege eines Angehörigen dem Leben einen neuen Sinn geben oder das Gefühl der Einsamkeit beheben. Auch Glaubensgründe, wie das Gebot Vater und Mutter zu ehren, können ein Grund sein. Meistens besteht auch eine grundsätzliche Fürsorglichkeit oder Empathie gegenüber dem zu Pflegenden. Sind die Motive eher positiv führt das meist dazu, dass die Pflege längerfristiger übernommen werden kann als bei negativen Motiven. Gleichzeitig besteht dabei aber auch die Gefahr, die eigenen Grenzen zu überschreiten.

Negative Gründe für die Übernahme der Pflegetätigkeit sind der insgeheime Wunsch, den Beruf aufzugeben oder durch die Pflege einen größeren Erbteil zu erlangen. Einige pflegende Angehörige sehen sich eventuell im Zugzwang, ein früher gegebenes Versprechen einzulösen oder fühlen sich verpflichtet, weil sie befürchten ihr Umfeld würde sie ansonsten verurteilen. Bei der negativen Motivation kann die Pflegetätigkeit mit einer gewissen Gleichgültigkeit ausgeführt werden. Des Weiteren gibt es Motive, die zunächst weder positiv noch negativ sind. Dazu zählen der Wunsch nach Bewunderung, der Drang sich beweisen zu wollen und das Gefühl unersetzbar zu sein. Die Motivationsausprägungen können dabei auch in Kombination untereinander auftreten. So kann der Zuneigung gegenüber dem zu Pflegenden auch ein Gefühl der Verpflichtung durch das soziale Umfeld gegenüberstehen. Motive können sich während des Pflegeprozesses jedoch auch verändern, in ihrer Intensität nachlassen oder verschwinden. (Buijssen, 1997) Für viele Angehörige wird die Unterbringung in einem Altenheim immer noch als „Abschiebung" gesehen und bedeutet zugleich das Eingeständnis eigener Schwäche und der Kapitulation (Steurenthaler, 2013). Nachfolgend werden nun die Herausforderungen für pflegende Angehörige thematisiert.

4. Herausforderungen für pflegende Angehörige

Die Übernahme einer Pflegetätigkeit bedeutet für viele Angehörige eine große Umstellung ihrer Lebensgestaltung. Es werden zentrale Bereiche wie die Lebensführung, die Freizeitgestaltung und das Berufsleben in Mitleidenschaft gezogen. Häufig müssen eigene Lebensziele zugunsten des zu Pflegenden zurückgestellt werden. Die Übernahme der Pflegetätigkeit kann somit als ein kritisches Lebensereignis für pflegende Angehörige gesehen werden (Wölfel, 2017). Für die Belastungen durch die Pflege ist vor allem der zeitliche Aufwand von Bedeutung (Markowitz, Gutterman, Sadik, Papadopoulos, 2003). Durchschnittlich verbringt jede Pflegeperson ca. 36,7 Stunden pro Woche mit der Versorgung des Pflegebedürftigen (Schneekloth, 2008). Drei Viertel der Pflegepersonen in Pflegehaushalten leisten täglich mehr als eine Stunde Pflege (76 %), bei den pflegenden Angehörigen, die nicht in den Pflegehaushalten leben sind es 41 %, die regelmäßig mehr als eine Stunde pflegen (Zentrum für Qualität in der Pflege, 2016).

Die Pflegerolle bringt die pflegenden Angehörigen zwangsläufig in einen Konflikt mit ihren anderen Aufgaben in Familie und Beruf (Sansoni, Vellone, Piras, 2004). Sie müssen Lösungen für die Vereinbarkeit von Pflege und Beruf finden, was meistens bedeutet, die Erwerbstätigkeit einzuschränken, zu unterbrechen oder aufzugeben (Nowossadeck et al., 2016). Durch den Verlust oder die Einschränkung der Erwerbstätigkeit sind ökonomische Einschränkungen keine Seltenheit. Gleiches gilt, wenn zu Pflegende keinen oder keinen ausreichenden Pflegegrad erhalten und somit eine zu geringe finanzielle Unterstützung für Pflegeleistungen und Hilfen zur Verfügung steht (Poll und Gauggel, 2009). Durch die Übernahme der Pflege kann das Leben somit nicht mehr so geführt werden wie zuvor. Das permanente „zur Verfügung stehen müssen" kann zu starken Einschränkungen der eigenen Freizeit führen und endet nicht selten in sozialer Isolation. Häufig fallen Urlaube und freie Wochenenden mit Übernahme der Pflegetätigkeit weg, dadurch wird die eigene Regeneration nicht ausreichend gewährleistet (Bösch, Rothlin, Trüllinger, 1988). Je größer die gesundheitlichen Einschränkungen des zu Pflegenden sind, desto höher sind die Ansprüche an die pflegenden Angehörigen. Nicht selten fehlt ihnen jedoch das Wissen und die Fertigkeit, um die pflegebedürftige Person angemessen zu versorgen (Tesch-Römer und Hagen, 2018). Die Herausforderungen durch die Übernahme der Pflegetätigkeit sind bei jüngeren Pflegenden meist höher als bei älteren Pflegenden, das lässt sich darauf zurückführen, dass vor allem junge Pflegende noch weiter Verpflichtungen zu erfüllen haben, wie die eigene Familie oder die berufliche Tätigkeit. Zusätzlich müssen junge Pflegenden ihren Lebensstil in massiver Weise anpassen (Wölfel, 2017). Durch den medizinischen Fortschritt und den demographischen Wandel leben Pflegebedürftige deutlich länger und brauchen folglich länger Unterstützung. Eine andauernde Mehrfachbeanspruchung kann zu gravierenden psychischen und physischen Belastungen führen (Lützenkirchen, Wittig, Moll, Kunkel, 2014), die im nachfolgenden Kapitel thematisiert werden.

4.1. Psychische und physische Belastungen pflegender Angehöriger

Die Höhe der Belastungen pflegender Angehöriger hängen von den Motiven ab, weswegen die Angehörigen die Pflege ausführen (siehe Kapitel 3). Am schlechtesten kommen Personen mit der Pflege zurecht, die diese nur aus Mangel an stationären Plätzen oder den zu hohen Kosten eines Pflegeplatzes übernehmen. Je höher die intrinsische Motivation (Motivation, die ohne Anreiz von außerhalb besteht und sehr stark verinnerlicht ist) ist, desto wahrscheinlicher ist es, dass die Belastungen als nicht so gravierend erlebt werden. Die extrinsische Motivation wirkt sich hingegen negativ auf das Belastungserleben aus. Je stärker die Beziehung zu dem zu Pflegenden ist, desto weniger stark wird dabei die Belastung erlebt (Gräßel, 1998). 5 % der pflegenden Angehörigen fühlen sich nicht belastet, 12 % eher weniger, 42 % eher stark und 41 % sehr stark. Das heißt ca. 83 % aller pflegenden Angehörigen nehmen ihre Situation als stark belastend wahr (Gräßel und Behrndt, 2016). Dabei fühlen sich Frauen meist stärker belastet als Männer. Sie fühlen sich häufiger physisch erschöpft und empfinden die Pflegeaufgabe als stressreicher (Kofahl, Arlt, Mnich, 2007). Männer sehen Belastungen häufig eher in der negativen Zukunftsperspektive und dem mangelnden sozialen Rückhalt (Etters, Goodall, Harrison, 2008).

Zu den psychischen Belastungen pflegender Angehöriger zählen depressive Symptomatiken. Des Weiteren kann es zu Unruhezuständen, sowie dem Gefühl des Eingesperrtseins und des Freiheitsverlustes kommen (Lützenkirchen et al. 2014). Weitere psychische Belastungen sind Selbstüberforderung durch Schuldgefühle, die fehlende Zuversicht in die eigenen Fähigkeiten und eine geringere Lebenszufriedenheit (Márquez-González, Losada, Izal, Pérez-Rojo, Montorio, 2007). Zusätzlich erhöht sich der psychische Stress, wenn keine ausreichende Unterstützung durch andere Familienmitglieder, das soziale Umfeld oder professionelle Helfer zur Verfügung stehen (Chappell und Reid, 2002). Verstärkend wirken zudem Konflikte innerhalb der Familie wie z.B. über die Vorgehensweise bei der Pflege. Physische Auswirkungen der Belastungen zeigen sich durch Rückenschmerzen, Schulter- und Gelenkschmerzen, Erschöpfung, Schlafstörungen und andere körperliche Erkrankungen wie z.B. Hypertonie (Poll und Gauggel, 2009).

Laut dem DAK Pflegereport 2015 (Grundlage 12.000 informell Pflegende) leiden 55 % der pflegenden Angehörigen zwischen 40 und 70 Jahren unter psychischen Problemen oder Verhaltensstörungen, unter den Nicht-Pflegenden waren es 39,5 %. Gleichzeitig litten 16 % der Pflegenden unter Rückenschmerzen, bei den Nicht-Pflegenden waren es

11 % (DAK Gesundheit, 2015). Laut Daten der BKK sind pflegende Angehörige zudem im Durchschnitt deutlich kränker als andere. Sie gehen fast ein Drittel häufiger zum Arzt, brauchen 28 % mehr Medikamente und 70 % mehr Heil- und Hilfsmittel als Nicht-Pflegende (BKK Bundesverband, 2011).Die Belastungen führen jedoch nicht nur zu kurzfristigen Beeinträchtigungen, sondern können auch Einfluss auf das Sterberisko haben. Bei Anblick der Mortalität im Zusammenhang mit der subjektiven Belastung ergibt sich ein 63 % höheres Sterblichkeitsrisiko für pflegende Angehörige im Vergleich zu nichtbelasteten Angehörigen. Die Gesamtheit aller als Belastung empfundenen Faktoren bilden dabei das Belastungserleben einer Person. Da die einwirkenden Kriterien von jedem pflegenden Angehörigen anders eingeschätzt werden, spricht man daher von einer subjektiven Belastung (Gräßel und Behrndt, 2016). Im nun folgenden Abschnitt wird nun speziell auf die Belastungen pflegender Angehöriger von demenzerkrankten Personen eingegangen.

4.2. Besonderheiten bei der Pflege demenzerkrankter Personen

Angehörige, die eine demenzerkrankte Person pflegen, sind mit einer Vielzahl zusätzlicher Anforderungen und Belastungen konfrontiert (Poll und Gauggel, 2009). Der Betreuungsaufwand einer demenzerkrankten Person kann schnell 10 Stunden täglich beanspruchen (Bickel, 2001). In einer Querschnittstudie mit 90 pflegenden Angehörigen betreuten diese eine demenzerkrankte Person durchschnittlich 5,3 Jahre, die Spannweite reichte dabei von 1 bis 14 Jahre (Müller, Hinterhuber, Kemmler, Marksteiner, Weiss, Them, 2009). Demenz bedeutet für viele Angehörige eine Krankheit, die mit einer leichten Verwirrtheit beginnt und stetig und unaufhaltsam fortschreitet, bis sie einem geliebten Menschen nahezu alle körperlichen und geistigen Fähigkeiten entzieht, ohne dass es eine Möglichkeit gibt, das Geschehen aufzuhalten. Für pflegende Angehörige bedeutet das, sich einem ständig wechselnden Krankheitsbild anzupassen und den starken Belastungen standzuhalten. Sie bekommen täglich mit, wie der Mensch, den sie geachtet und bewundert haben, von Tag zu Tag hilfloser wird und irgendwann in völliger Abhängigkeit zu seiner Umwelt steht, sodass er rund um die Uhr versorgt werden muss (Steurenthaler, 2013). Die Persönlichkeit des Demenzerkrankten verschwindet nach und nach, sodass Interaktionen mit der Person immer schwieriger werden und gemeinsam geteilte Erlebnisse verloren gehen (Gräßel und Behrndt, 2016). Die Gegenseitigkeit verwandelt sich zunehmend in ein einseitiges Abhängigkeitsverhältnis (Riedijk, Duivenvoorden, Rosso, van Swieten, Niermeijer, Tibben, 2008).

Ehepartner und Kinder werden mit der neuen Situation konfrontiert, dass sie ihren Partner oder Elternteil, der ihnen ebenbürtig war, mit voranschreiten der Erkrankung füttern und waschen müssen. Es ist ein Abschiednehmen von einem vertrauten Menschen zu dessen Lebzeiten. Die Anforderungen an die Pflege einer demenzerkrankten Person sind vor allem im zweiten und dritten Stadium der Erkrankung ein 24 Stunden Job. Nächtliche Unruhe, Umherwandern und Weglauftendenzen der Demenzerkrankten machen für den Angehörigen die Nacht zum Tag. Es kommt zu einem Gefühl, permanent aufpassen zu müssen und nie die Möglichkeit zu haben, abzuschalten oder Verantwortung abzugeben. Dieser Zustand führt langfristig zu Erschöpfungszuständen und Überforderung der pflegenden Angehörigen und damit häufig zu einer starken Überlastung. Viele Angehörige fühlen sich der Krankheit hilflos ausgeliefert, sind traurig, ohnmächtig oder wütend, dass ausgerechnet ihre Familie betroffen ist (Steurenthaler, 2013). Hinzu kommen die Angst vor Stürzen, die Unsicherheit den Demenzerkrankten allein zu lassen, die permanente Sorge um dessen Gesundheit (Schroer-Mollenschott und Pustmüller, 2011) und das Schamgefühl, das auftritt, wenn sich die Demenzerkrankten in der Öffentlichkeit unangemessen verhalten. Die Belastungen bei der Pflege demenzerkrankter Personen ist besonders hoch, da zu der pflegerischen Versorgung auch eine große emotionale Belastung hinzukommt, die sich in dem schleichenden Verlust eines nahestehenden Menschen ausdrückt (Lützenkirchen et al., 2014). Im nachfolgenden Kapitel wird es nun um mögliche Lösungsansätze für stark belastete, pflegende Angehörige gehen.

5. Lösungsansätze

Es gibt bereits einige Unterstützungsangebote für pflegende Angehörige. Häufig werden diese jedoch kaum in Anspruch genommen. Die am Häufigsten genannten Gründe sind, dass die zu pflegende Person keine Fremdbetreuung möchte, die Angebote zu teuer oder nicht bekannt sind. Die Wünsche der Angehörigen für Unterstützungsangebote sind eine Auszeit von der Betreuung, eine finanzierbare Betreuung, mehr medizinisches und pflegerisches Wissen, sowie eine Stellvertretung bei Abwesenheit (Kroh und Fringer, 2017). Generell wünschen sie sich mehr soziale Unterstützung und, dass sie lernen mit den Belastungen besser umzugehen (Perrig-Chiello und Höpflinger, 2012). Vor allem Angehörige von dementiell erkrankten Personen haben ein starkes Bedürfnis nach Information und Entlastung, wobei das bestehende Unterstützungsangebot für diese Angehörigengruppe nicht ausreichend ist (Schwarz, 2012). Nachfolgend werden nun zunächst die Voraussetzungen aufgeführt, die gegeben sein müssen, damit eine Intervention erfolgreich ist.

5.1. Voraussetzungen für Veränderungen im Belastungserleben

Aus dem unterschiedlichen Bedarf der pflegenden Angehörigen können allgemein fünf Gruppen für Interventionsansätze identifiziert werden. Angehörige benötigen *Freiraum*, das heißt Zeit für sich selbst, um sich von dem Pflegealltag zu erholen und abzuschalten. Des Weiteren sind *Anerkennung und Wertschätzung* der pflegerischen Tätigkeit, die pflegende Angehörige täglich leisten von hoher Bedeutung. Wertschätzung führt zu Motivation und macht Mut, weiter zu machen. Zusätzlich wünschen sich pflegende Angehörige *soziale Kontakte*, die aufgrund der starken Eingebundenheit in die Pflegetätigkeit, fehlender Zeit und Kraft jedoch häufig abnehmen. Hinzu kommt ein starkes Bedürfnis nach *Informationen,* denn häufig besteht bei pflegenden Angehörigen ein großes Informationsdefizit, wie sie Leben und Pflege vereinbaren können. Häufig besteht auch ein Mangel an Wissen über mögliche Unterstützung und Hilfsmittel. Als letztes ist die *körperliche Aktivität* der zu Pflegenden wichtig. Pflegepersonen wünschen sich aktiv zu bleiben und sportliche Aktivitäten weiter ausführen zu können, um weiterhin für die Pflege aufkommen zu können (Kummer, Budnick, Blüher, Dräger, 2010).

Eine weitere Voraussetzung für das Gelingen von Interventionsansätzen ist die Fähigkeit zur Bildung von Resilienz, denn die Tatsache, dass einige Pflegepersonen dementiell erkrankter Personen trotz starker Belastungen gesund bleiben, deutet darauf hin, dass sie gegenüber den Widrigkeiten der Pflege resilient sind. Resilienz bezeichnet dabei, die psychische Widerstandsfähigkeit eines Menschen. Anstatt sich nur mit den negativen Konsequenzen der Pflegetätigkeit zu beschäftigen, wächst zunehmend das Interesse an der Identifizierung möglicher Resilienzfaktoren (Joling, van Hout, Schellevis, van der Horst, Scheltens, Knol et al., 2016). Um von Resilienz zu sprechen, muss erstens signifikanter Stress vorliegen und zweitens diese Belastung erfolgreich bewältigt werden (Earvolino-Ramirez, 2007). Resilienz ist dabei keine Persönlichkeitseigenschaft, die nur bei bestimmten Personen vorliegt, sondern stellt das positive Ergebnis eines Anpassungsprozesses dar, bei dem es zur Rückgewinnung der psychischen Gesundheit nach schwierigen Lebensereignissen kommt (Kalisch, Müller, Tüscher, 2015). Zu den positiv wirkenden Resilienzfaktoren gehören, einen Sinn im Leben zu sehen, die generelle Fähigkeit Anforderungen des Lebens als sinnhaft und bewältigbar zu sehen, das Erleben positiver Gefühle, Anforderungen als Herausforderung anzunehmen, ein hohes Selbstwertgefühl, eine aktive Bewältigung von Stress (Coping), eine hohe Selbstwirksamkeitserwartung, Optimismus, ein funktionierendes soziales Netzwerk, die Fähigkeit auf Veränderungen der Umwelt flexibel zu reagieren und die Teilnahme an religiösen Aktivitäten (Helmreich, Kunzler, Chmitorz, König, Binder, Wessa et al., 2017).

Speziell für pflegende Angehörige dementiell erkrankter Personen lassen sich die Resilienzfaktoren in drei Ebenen einteilen. Die *Angehörigenebene,* das heißt Faktoren, die von den pflegenden Angehörigen selbst ausgehen wie Optimismus, Selbstwirksamkeitserwartung oder Coping-Strategien. Die *Angehörigen-Patient-Dyade,* die sich durch das Verhalten und die Reaktionen der Demenzerkrankten ergeben kann und die Beziehungsqualität von Pflegeperson und Pflegebedürftigen beschreibt und zuletzt die *Angehörigen-Umwelt-Interaktion,* das heißt umweltbedingte Ressourcen die von Dritten bestimmt werden wie z.B. die soziale Unterstützung von außen (Cherry, Salmon, Dickson, Powell, Sikdar, Ablett, 2013). Auf Basis, der unter 5.1. genannten Einteilungen sollen Interventionen gezielt eingesetzt werden, um Resilienz zu bilden und die Belastungen von pflegenden Angehörigen zu minimieren. Nachfolgend werden dazu aktuelle Interventionsmöglichkeiten und Verbesserungspotenziale für pflegende Angehörige dementiell erkrankter Personen aufgeführt.

5.2. Interventionsmöglichkeiten und Verbesserungspotenzial

Die besten Erfolge werden mit Interventionen erzielt, die zielgerichtet sind, die aktive Beteiligung der pflegenden Angehörigen erfordern und die individuellen Bedürfnisse und Wünsche der Betroffenen berücksichtigen (Lukas, Kilian, Hay, Muche, von Arnim, Otto, et al., 2012). Als besonders wirkungsvoll erweist sich eine Kombination von verschiedenen Intervention (Pinquart und Sörensen, 2002). Mögliche Interventionen für pflegende Angehörige sind die *Psychoedukation,* die Vermittlung von Wissen über die Erkrankung, deren Verlauf und Therapiemöglichkeiten, dies kann für Einstellungsänderungen im Umgang mit dem zu Pflegenden sorgen. Dies kann über den Hausarzt oder geeignete Beratungsstellen geschehen. Vor allem für pflegenden Angehörige dementiell erkrankter Personen ist dies eine wichtige Hilfe, um die Krankheit besser zu verstehen. Eine weitere wichtige Intervention sind *Unterstützungsgruppen,* dies sind offene Gruppen, in denen über Erfahrungen und den Umgang mit Pflegeanforderungen gesprochen und sich mit Gleichgesinnten ausgetauscht werden kann. So entstehen zusätzlich neue soziale Kontakte, die die Belastungen der Pflege nachvollziehen können. Diese Intervention ist besonders wichtig für pflegende Angehörige, die stark psychisch belastet oder überfordert sind. Hier erhalten pflegende Angehörige zudem die Wertschätzung und Anerkennung, die sie sich wünschen (Poll und Gauggel, 2009).

Für Pflegende von Demenzerkrankten ist zudem die *Entlastungspflege* eine mögliche Unterstützungsmöglichkeit, die häufig in Anspruch genommen wird. Dabei helfen ambulante Pflegedienste vor Ort bei der Pflege oder die zu Pflegenden können kurzfristig in Pflegeheimen versorgt werden z.B. Urlaubspflege. So können Pflegende sich den dringend benötigten Freiraum ermöglichen. Für Familien, in denen es Konflikte zwischen den Angehörigen bezüglich des zu Pflegenden gibt, ist auch die *Familientherapie* eine gute Möglichkeit zur Problemlösung. Ebenfalls besteht die Möglichkeit einer *individuellen Behandlung,* die vor allem für Angehörige mit erkennbaren psychischen Belastungen wie Depressionen hilfreich sein kann. Dabei geht es z.B. um Stressmanagement-Trainings oder den Aufbau angenehmer Aktivitäten (Poll und Gauggel, 2009).

Verbesserungsvorschläge für die zukünftige Versorgung

Für pflegende Angehörige von dementiell erkrankten Personen gibt es noch weitere Handlungsansätze, die in Zukunft umgesetzt werden sollten, damit die Pflege demenzerkrankter Personen langfristig gesichert ist und pflegende Angehörige entlastet werden können. Angebote für Menschen mit Demenz und ihren Familien sollten besser vernetzt werden, damit die Bereitstellung von Informationen erleichtert wird. Häufig konkurrieren privatwirtschaftlich organisierte Anbieter von Pflegedienstleistungen untereinander, anstatt zu kooperieren. Es fehlt an Anreizen der Zusammenarbeit und es mangelt an organisierter Vernetzung (Sütterlin, Hoßmann, Klingholz, 2011). Die Bundesregierung hat dazu das Projekt „Allianz für Menschen mit Demenz" ins Leben gerufen, um u.a. ein Netzwerk aus den Menschen zu erstellen, die mit demenziell erkrankten Personen in Kontakt kommen und dadurch die Kooperation untereinander zu erleichtern (Bundesministerium für Gesundheit, 2018). Ein weiteres Problem stellen Entlastungsangebote für die Betreuung und Pflege Demenzerkrankter dar. Sie sind in ländlicheren Regionen oft nicht flächendeckend, schlecht erreichbar oder den pflegenden Angehörigen nicht bekannt. Eine bessere Informationsübermittlung und eine flächendeckendere Ausbreitung ist daher zwingend notwendig (Sütterlin et al., 2011). Hilfreich wäre außerdem eine auf Demenzerkrankte spezialisierte und bei Bedarf abrufbare Pflegeberatung, eine ambulante Nachtpflege oder auch die Betreuung zuhause stundenweise, für einen Tag oder über ein Wochenende. Diese Unterstützungsmöglichkeiten sind aktuell noch nicht standardmäßig zugänglich und werden höchstens vereinzelt angeboten (Poll und Gauggel, 2009). Eine weitere wichtige Unterstützungsmaßnahme ist die Hilfe für die Vereinbarkeit von Pflege und Beruf. Nur wenige Unternehmen haben spezielle Angebote für pflegende Angehörige. Dabei wären flexible Arbeitszeiten, Arbeitszeitkonten, Telearbeit oder die befristete Freistellung eine enorme Entlastung für pflegende Angehörige. In Zukunft wird es immer mehr darauf ankommen, für diejenigen die Pflege und Unterstützung leisten wollen, geeignete Bedingungen zu schaffen (Jacobs, Kuhlmey, Greß, Klauber, Schwinger, 2016). Langfristig können nur ein Mix aus privater, ehrenamtlicher und professioneller Unterstützung, sowie eine Vereinbarkeit von Berufs- und Pflegetätigkeit für eine zuverlässige, häusliche Versorgung dementiell erkrankter Personen bis ins hohe Alter gewährleisten (Nowossadeck et al., 2016). Im Anschluss erfolgt eine abschließende Zusammenfassung.

6. Fazit

Die Zahl der Menschen im hohen Alter wird aufgrund der demographischen Entwicklung weiter steigen und somit auch die Zahl der dementiell erkrankten Personen. Pflegende Angehörige nehmen somit einen immer größer werdenden Stellenwert für die häusliche Versorgung von Demenzerkrankten ein. Die Belastungen, die pflegende Angehörige für die häusliche Versorgung eines Pflegebedürftigen in Kauf nehmen sind hoch und werden auch in Zukunft nicht weniger werden. Pflegende Angehörige von demenziell erkrankten Personen sind durch die stetig voranschreitende, unberechenbare Erkrankung und ihre Auswirkungen zusätzlichen Belastungen ausgesetzt, die häufig nicht bewältigt werden können. Interventionen sind daher bei Angehörigen von Demenzpatienten von hoher Bedeutung. Insgesamt müssen Unterstützungsprogramme für Angehörige demenziell erkrankter Personen „individuell, intensiv, langandauernd, interdisziplinär und praxisnah sein" (Kurz und Wilz 2011, S. 340), nur dann können sie langfristig zu einer Verbesserung der physischen und psychischen Belastung führen. Für die Stressreduzierung von pflegenden Angehörigen sind daher eine Flexibilität in der Organisation von Pflege und Beruf, eine Entlastung von der Pflege, gesundheitliche Prävention und eine umfassender Informationsstand Grundvoraussetzung. Obwohl die Versorgung von Demenzerkrankten in Zukunft eine große Rolle spielen wird, sind die Unterstützungsmöglichkeiten noch nicht umfassend und flächendeckend genug, um von einer adäquaten Unterstützung zu sprechen. Zukünftig sollte den pflegenden Angehörigen, die einen Großteil der pflegerischen Versorgung von Demenzerkrankten übernehmen, noch mehr Aufmerksamkeit geschenkt werden, um diese vor langfristigen Folgewirkungen ihrer pflegerischen Tätigkeit zu schützen.

Literaturverzeichnis

Alzheimer Disease International (2018): World-Alzheimer-Report 2018. London.

Bickel, H. (2001): Demenzen im höheren Lebensalter. Schätzungen des Vorkommens und der Versorgungskosten. In: *Z Gerontol Geriat* 34 (2), S. 108–115. DOI: 10.1007/s003910170074.

Bickel, H. (2010): Epidemiologie der Demenz. Hg. v. Deutsche Alzheimer Gesellschaft e.V. Berlin.

BKK Bundesverband (Hg.) (2011): Gesundheitsreport 2011. Zukunft der Arbeit. Essen.

Bösch, J.; Rothlin, S.; Trüllinger, E. (1988): Belastungen und Entlastungsmöglichkeiten pflegender Angehöriger. In: *Soz Präventivmed* 33 (4-5), S. 210–216. DOI: 10.1007/BF02083575.

Boschert, S. (2011): Psychosoziale Beratungsangebote für Angehörige von Demenzkranken. In: Marina Kojer und Martina Schmidl (Hg.): Demenz und palliative Geriatrie in der Praxis. Vienna: Springer Vienna, S. 355–366.

Buijssen, H. (1997): Die Beratung von pflegenden Angehörigen. Neu ausgestattete Sonderausg. Weinheim: Beltz (Pflegen & betreuen).

Bundesministerium für Gesundheit (Hg.) (2018): Gemeinsam für Menschen mit Demenz. Bericht zur Umsetzung der Agenda der Allianz für Menschen mit Demenz 2014-2018. Berlin.

Chappell, Neena L.; Reid, R. Colin (2002): Burden and well-being among caregivers. Examining the distinction. In: *The Gerontologist* 42 (6), S. 772–780.

Cherry, M. G.; Salmon, P.; Dickson, J. M.; Powell, D.; Sikdar, S.; Ablett, J. (2013): Factors influencing the resilience of carers of individuals with dementia. In: *Rev. Clin. Gerontol.* 23 (04), S. 251–266. DOI: 10.1017/S0959259813000130.

DAK Gesundheit (2015): Pflege-Report 2015. Hamburg.

Deutsche Gesellschaft für Neurologie (2016): Demenzen. Leitlinien für Diagnostik und Therapie in der Neurologie.

Deutsches Institut für Medizinische Dokumentation und Information (2019): Kapitel V - Psychische Verhaltensstörungen. F00-F99. Online verfügbar unter https://www.dimdi.de/static/de/klassifikationen/icd/icd-10-gm/kode-suche/htmlgm2019/block-f00-f09.htm#F00, zuletzt aktualisiert am 21.09.2018.

Earvolino-Ramirez, M. (2007): Resilience. A concept analysis. In: *Nursing forum* 42 (2), S. 73–82. DOI: 10.1111/j.1744-6198.2007.00070.x.

Enquete-Kommission des Landtages NRW (Hg.) (2005): Situation und Zukunft der Pflege in NRW. Düsseldorf.

Etters, L.; Goodall, D.; Harrison, B. E. (2008): Caregiver burden among dementia patient caregivers. A review of the literature. In: *Journal of the American Academy of Nurse Practitioners* 20 (8), S. 423–428. DOI: 10.1111/j.1745-7599.2008.00342.x.

Förstl, H.; Kurz, A.; Hartmann, T. (2011): Alzheimer-Demenz. In: H. Förstl (Hg.): Demenzen in Theorie und Praxis. Berlin, Heidelberg: Springer Berlin Heidelberg, S. 47–72.

Gräßel, E. (1998): Belastung und gesundheitliche Situation der Pflegenden. Querschnittuntersuchung zur häuslichen Pflege bei chronischem Hilfs- oder Pflegebedarf im Alter. Deutsche Hochschulschriften 1134, Egelsbach.

Gräßel, E.; Behrndt, E-M. (2016): Belastungen und Entlastungsangebote für Angehörige. In: K. Jacobs, A. Kuhlmey, S. Greß, J. Klauber und A. Schwinger (Hg.): Pflege-Report 2016. Schwerpunkt: Die Pflegenden im Fokus. Stuttgart: Schattauer GmbH, S. 169–188.

Heinrich, N.; Wübker, A. (2016): Demenz – Welche Entwicklung erwarten wir? In: *Public Health Forum* 24 (2). DOI: 10.1515/pubhef-2016-0040.

Helmreich, I.; Kunzler, A.; Chmitorz, A.; König, J.; Binder, H.; Wessa, M.; Lieb, K. (2017): Psychological interventions for resilience enhancement in adults. In: *Cochrane Database of Systematic Reviews* 5 (1), S. 89. DOI: 10.1002/14651858.CD012527.

Illiger, K.; Walter, U.; Koppelin, F. (2017): Demenz im Fokus der Gesundheitsforschung. Eine vergleichende Analyse aktueller Altersstudien. In: *Bundesgesundheitsblatt, Gesundheitsforschung, Gesundheitsschutz* 60 (5), S. 563–571. DOI: 10.1007/s00103-017-2541-x.

Jacobs, K.; Kuhlmey, A.; Greß, S.; Klauber, J.; Schwinger, A. (Hg.) (2016): Pflege-Report 2016. Schwerpunkt: Die Pflegenden im Fokus. Stuttgart: Schattauer GmbH.

Joling, K. J.; Windle, Gill; Dröes, Rose-Marie; Meiland, Franka; van Hout, Hein P. J.; MacNeil Vroomen, Janet et al. (2016): Factors of Resilience in Informal Caregivers of People with Dementia from Integrative International Data Analysis. In: *Dementia and geriatric cognitive disorders* 42 (3-4), S. 198–214. DOI: 10.1159/000449131.

Kalisch, R.; Müller, M. B.; Tüscher, O. (2015): A conceptual framework for the neurobiological study of resilience. In: *The Behavioral and brain sciences* 38, e92. DOI: 10.1017/S0140525X1400082X.

Kofahl, C.; Arlt, S.; Mnich, E. (2007): «In guten wie in schlechten Zeiten …». In: *Zeitschrift für Gerontopsychologie & -psychiatrie* 20 (4), S. 211–225. DOI: 10.1024/1011-6877.20.4.211.

Kroh, D.; Fringer, A. (2017): Pflegende Angehörige zwischen Belastung und Entlastung. Eine gemeindenahe Befragung.

Kummer, K.; Budnick, A.; Blüher, S.; Dräger, D. (2010): Gesundheitsförderung für ältere pflegende Angehörige. In: *Praev Gesundheitsf* 5 (2), S. 89–94. DOI: 10.1007/s11553-010-0225-6.

Kurz, A. (2013): Das Wichtigste über die Alzheimer-Krankheit und andere Demenzformen. 22. Aufl. Hg. v. Deutsche Alzheimer Gesellschaft e.V.

Kurz, A.; Wilz, G. (2011): Die Belastung pflegender Angehöriger bei Demenz. Enstehungsbedingungen und Interventionsmöglichkeiten. In: *Der Nervenarzt* 82 (3), S. 336–342. DOI: 10.1007/s00115-010-3108-3.

Lange, C. (2014): Daten und Fakten. Ergebnisse der Studie "Gesundheit in Deutschland aktuell 2012". Berlin: Robert-Koch-Inst (Beiträge zur Gesundheitsberichterstattung des Bundes).

Lukas, A.; Kilian, R.; Hay, B.; Muche, R.; Arnim, C. A. F. von; Otto, M. et al. (2012): Gesunderhaltung und Entlastung pflegender Angehöriger von Demenzkranken durch ein "initiales Case Management". Erfahrungen aus dem Ulmer Leuchtturmprojekt Demenz (ULTDEM-Studie). In: *Zeitschrift fur Gerontologie und Geriatrie* 45 (4), S. 298–309. DOI: 10.1007/s00391-012-0337-z.

Lützenkirchen, A.; Wittig, A.; Moll, G.; Kunkel, K. (2014): Pflegende Angehörige besser pflegen. Soziale Arbeit für eine hochbelastete Bevölkerungsgruppe. Lage: Jacobs Verlag.

Markowitz, J. S.; Gutterman, E. M.; Sadik, K.; Papadopoulos, G. (2003): Health-related quality of life for caregivers of patients with Alzheimer disease. In: *Alzheimer disease and associated disorders* 17 (4), S. 209–214.

Márquez-González, M.; Losada, A.; Izal, M.; Pérez-Rojo, G.; Montorio, I. (2007): Modification of dysfunctional thoughts about caregiving in dementia family caregivers. Description and outcomes of an intervention programme. In: *Aging & mental health* 11 (6), S. 616–625. DOI: 10.1080/13607860701368455.

McKean Skaff, M.; Pearlin, L.; Mullan, J. (1996): Transitions in the Caregiving Career: Effects on Sense of Mastery. In: *Psychology and aging* 11 (2), S. 247–257.

Müller, I.; Hinterhuber, H.; Kemmler, G.; Marksteiner, J.; Weiss, E.; Them, C. (2009): Auswirkungen der häuslichen Betreuung demenzkranker Menschen auf ihre pflegenden Angehörigen. In: *psychiatr. psychother.* 5 (4), S. 139–145. DOI: 10.1007/s11326-009-0079-8.

Nowossadeck, S.; Engstler, H.; Klaus, D. (2016): Pflege und Unterstützung durch Angehörige. 1. Aufl. Hg. v. Deutsches Zentrum für Altersfragen. Berlin.

Perrig-Chiello, P.; Höpflinger, F. (2012): Pflegende Angehörige älterer Menschen. Probleme Bedürfnisse Ressourcen und Zusammenarbeit mit der ambulanten Pflege. 1. Aufl. Bern: Huber (Verlag Hans Huber, Programmbereich Pflege).

Pinquart, M.; Sörensen, S. (2002): Interventionseffekte auf Pflegende Dementer und andere informelle Helfer. Eine Metaanalyse. In: *Zeitschrift für Gerontopsychologie & -psychiatrie* 15 (2), S. 85–100. DOI: 10.1024//1011-6877.15.2.85.

Poll, E.; Gauggel, S. (2009): Beratung von pflegenden Angehörigen demenzkranker Patienten. In: *Zeitschrift für Neuropsychologie* 20 (1), S. 31–38. DOI: 10.1024/1016-264X.20.1.31.

Riedijk, S.; Duivenvoorden, H.; Rosso, S.; van Swieten, J.; Niermeijer, M.; Tibben, A. (2008): Frontotemporal dementia. Change of familial caregiver burden and partner relation in a Dutch cohort of 63 patients. In: *Dementia and geriatric cognitive disorders* 26 (5), S. 398–406. DOI: 10.1159/000164276.

Robert Koch-Institut (2016): Pflegende Angehörige – Deutschlands größter Pflegedienst.

Rothgang, H.; Iwansky, S.; Müller, R.; Sauer, S.; Unger, R. (2010): Barmer GEK Heil- und Hilfsmittel-Report 2010 (Schriftenreihe zur Gesundheitsanayse, 4).

Sansoni, J.; Vellone, E.; Piras, G. (2004): Anxiety and depression in community-dwelling, Italian Alzheimer's disease caregivers. In: *International journal of nursing practice* 10 (2), S. 93–100. DOI: 10.1111/j.1440-172X.2003.00461.x.

Schneekloth, U. (2006): Entwicklungstrends und Perspektiven in der häuslichen Pflege. Zentrale Ergebnisse der Studie Möglichkeiten und Grenzen selbständiger Lebensführung (MuG III). In: *Z Gerontol Geriat* 39 (6), S. 405–412. DOI: 10.1007/s00391-006-0413-3.

Schneekloth, U. (2008): Entwicklungstrends beim Hilfe- und Pflegebedarf in Privathaushalten – Ergebnisse der Infratest Repräsentativerhebung. In: U. Schneekloth und H-W. Wahl (Hg.): Selbständigkeit und Hilfebedarf bei älteren Menschen in Privathaushalten. Pflegearrangements, Demenz, Versorgungsangebote. 2. Aufl. Stuttgart: Kohlhammer, S. 57–102.

Schroer-Mollenschott, C.; Pustmüller, B. (2011): Kompetenzförderung von pflegenden Angehörigen und Patienten. Hürth: CW Haarfeld (Schriftenreihe Modellprogramm zur Weiterentwicklung der Pflegeversicherung, Bd. 7).

Schwarz, S. (2012): Studie zur Begleitung von pflegenden Angehörigen. In: *Heilberufe* 64 (9), S. 24–26. DOI: 10.1007/s00058-012-0928-5.

Statistisches Bundesamt (Hg.) (2015b): Die Generation 65+ in Deutschland. Wiesbaden.

Statistisches Bundesamt (2017a): Pflegebedürftige. nach Versorgungsart, Geschlecht und Pflegestufe. Online verfügbar unter https://www.destatis.de/DE/ZahlenFakten/GesellschaftStaat/Gesundheit/Pflege/Tabellen/Pfle gebeduerftigePflegestufe.html, zuletzt geprüft am 18.02.2019.

Statistisches Bundesamt (2017b): Pflegestatistik 2015. Wiesbaden.

Statistisches Bundesamt (Hg.) (2018): Durchschnittliche Lebenserwartung (Periodensterbetafel): Deutschland, Jahre, Geschlecht, Vollendetes Alter. (Suchverlauf: Tabellen: Code: 12621-0002). Online verfügbar unter https://www-genesis.destatis.de, zuletzt geprüft am 24.05.2018

Steurenthaler, J. (2013): Dementagogik. Wiesbaden: Springer Fachmedien Wiesbaden.

Sütterlin, S.; Hoßmann, I.; Klingholz, R. (2011): Demenz-Report. Wie sich die Regionen in Deutschland, Österreich und der Schweiz auf die Alterung der Gesellschaft vorbereiten können. Berlin: Berlin-Institut für Bevölkerung und Entwicklung.

Tesch-Römer, C.; Hagen, C. (2018): Ausgewählte Aspekte zur informellen häuslichen Pflege in Deutschland. Hg. v. Deutsches Zentrum für Altersfragen.

Voß, H. (2015): Körperliche Aktivität im Pflegealltag – Pflegende Angehörige von Menschen mit Demenz im Fokus. In: *Bewegungstherapie und Gesundheitssport* (31), S. 156–160.

Weyerer, S. (2005): Altersdemenz. Berlin: Robert-Koch-Institut (Gesundheitsberichterstattung des Bundes, 28).

Wölfel, A. (2017): Ich kann nicht mehr und jetzt? Pflegende Angehörige an der Grenze zur Überlastung. Evangelische Hochschule, Nürnberg.

Zeman, P. (2008): Selbsthilfe und informelle Netze und ihr Beitrag zur Versorgung alter Menschen. In: A. Kuhlmey (Hg.): Alter, Gesundheit und Krankheit. 1. Aufl. Bern: Huber (Verlag Hans Huber, Programmbereich Gesundheit).

Zentrum für Qualität in der Pflege (2016): Vereinbarkeit von Beruf und Pflege. 1. Auflage. Berlin: Zentrum für Qualität in der Pflege (ZQP-Themenreport).

BEI GRIN MACHT SICH IHR WISSEN BEZAHLT

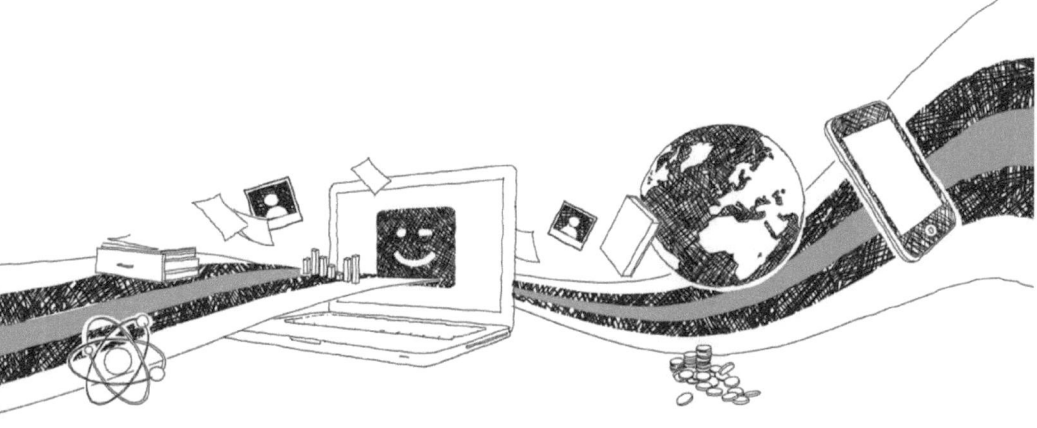

- Wir veröffentlichen Ihre Hausarbeit,
  Bachelor- und Masterarbeit

- Ihr eigenes eBook und Buch -
  weltweit in allen wichtigen Shops

- Verdienen Sie an jedem Verkauf

Jetzt bei www.GRIN.com hochladen
und kostenlos publizieren

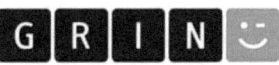